La Buena Dieta para Mejorar Tu Función Renal

50 Recetas Necesarias para Mejorar la Actividad Renal y Limpiar la Sangre (SPANISH EDITION)

Por

Tiara Crocker

marcas comerciales y marcas incluidas en este libro se incluyen únicamente con fines aclaratorios y son propiedad de los propios propietarios, no están afiliadas a este documento.

Tabla de Contenido

Introducción

Cada persona con insuficiencia renal necesita una dieta particular en función de los problemas a los que se enfrenta. Es importante buscar a un nutricionista para obtener una guía sobre qué productos alimenticios consumir y cuáles evitar o disminuir su ingesta.

Todas las recetas de este libro son muy útiles para mejorar el funcionamiento de los riñones. Por lo tanto, puedes establecer un patrón de alimentación saludable combinando las diferentes comidas.

Capítulo 1: Desayuno

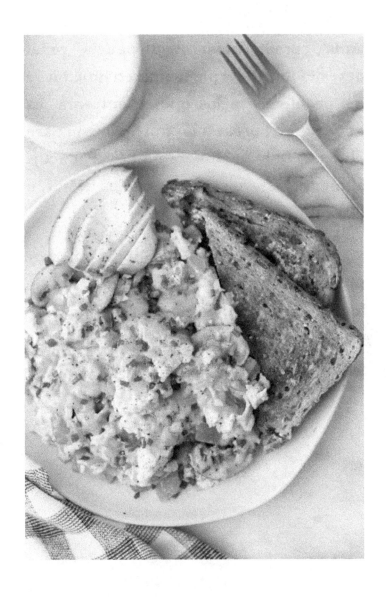

1. Huevos vegetales Recargados

(Listo en unos 15 minutos | Para 2 personas | Dificultad: Fácil)

Por porción: Kcal 240, Grasas: 17 g, Carbohidratos netos: 5 g, Proteínas: 15 g

Ingredientes:

- 1 taza de coliflor

- 4 huevos

- 3 taza de espinaca

- ¼ de cucharadita de pimienta negra

- 1 diente de ajo picado

- ¼ taza de pimiento morrón picado

- 1 cucharada de aceite de aguacate o coco

- ¼ de taza de cebolla picada

- Cebolleta y perejil para decorar

Instrucciones:

1. Deja a un lado los huevos batidos y la pimienta una vez que estén suaves y esponjosos.
2. Calienta el aceite en una sartén grande a fuego medio.
3. En la sartén, incorpora las cebollas y los pimientos y saltea hasta que los pimientos se vuelvan transparentes y dorados.
4. Agrega el ajo, mezcla rápidamente para integrar y añade la coliflor y las espinacas inmediatamente.
5. Saltea las verduras, baja el fuego a medio y cúbrelas durante 5 minutos.
6. Agrega los huevos y bate para mezclar con las verduras.
7. Cúbrelo con cebolletas picadas o perejil una vez que los huevos estén completamente cocidos.

2. Magdalenas De La Cosecha De Verano

(Listo en unos 40 minutos | Para 12 personas | Dificultad: Media)

Por ración: Kcal 59, Grasas: 4 g, Carbohidratos netos: 1 g, Proteínas: 4 g

Ingredientes:

- 1 cucharada de perejil fresco, albahaca y eneldo

- 1/3 taza de pimiento rojo cortado en cubitos

- 1/3 taza de zanahoria picada

- 1/3 taza de calabaza amarilla

- 1 cucharadita de aceite

- 8 huevos

- 3 cebolletas en rodajas finas

- 1 cucharadita de limón rallado

- 2 cucharaditas de mayonesa

- Queso brie (opcional)

Instrucciones:

1. En aceite, sofríe las verduras hasta que se ablanden un poco. Luego déjalo a un lado.
2. En una taza, mezcla los huevos y la mayonesa.
3. Agrega las especias y las cebolletas en rodajas verdes.
4. Agrega vegetales. Para 12 capacillos individuales de muffins, vierte la mezcla. Los capacillos de silicona quedan mejor encima con una pequeña rebanada de queso brie, por lo que los muffins saldrán rápidamente de ellos. Alternativamente, puedes preparar esto en una bandeja de 9x9.
5. Hornea durante unos 20–25 minutos a 350°F, hasta que cada muffin esté bien cocido en el medio. Sobre cada muffin, añade la ralladura de limón.

3. Tortilla Española

(Listo en aproximadamente 55 minutos | Para 8 personas | Dificultad: Fácil)

Por porción: Kcal 265, Grasas: 18 g, Carbohidratos netos: 16 g, Proteínas: 7 g

Ingredientes:

- ¼ de cucharadita de sal

- ¼ de cucharadita de pimienta negra molida

- 1 cebolla grande en rodajas y en mitades

- 1 taza de aceite de oliva

- 1 pimiento rojo pequeño cortado en cubitos

- 8 huevos

- 5 papas doradas pequeñas

- Agua (1/2 taza)

Instrucciones:

1. Calienta el horno a 400°F.

2. Corta las patatas a lo largo en dos. En la tabla de cortar, coloque la superficie lisa de cada mitad y córtelas en rodajas finas.

3. Cubre las papas en una cacerola mediana con agua. Cocina las rodajas de papa durante unos 5 minutos, hasta que estén parcialmente tiernas.

4. Escurre bien las patatas y sécalas antes de cocinarlas.

5. Calienta el aceite de oliva a fuego lento en una sartén mediana antiadherente para horno.

6. Agrega el pimiento morrón y la cebolla, luego revuelva durante 5 minutos. Agrega las rodajas de papa y proceda a saltear durante unos 7–8 minutos, hasta que las papas estén ligeramente doradas.

7. Espolvorea las verduras con pimienta negra y revuelva para mezclar. Escurre el aceite de cocina adicional de la sartén y viértelo en un recipiente. Deja enfriar un poco con las verduras.

8. En una taza grande para mezclar, agrega los huevos y la sal.

9. Transfiere a los huevos machacados con verduras cocidas y escurridas.

10. Transfiera 1 cucharada de aceite reservado a la cacerola y cocina a fuego moderado.

11. (Evita que los huevos se adhieran) Voltea la sartén para cubrir toda la base de la sartén.

12. Vierte la sartén lista con la combinación de huevo y verduras. Para permitir que el huevo se coagule ligeramente, mezcla durante 3–5 minutos con una espátula.

13. Baja el fuego y prepara la tortilla durante unos 10 minutos. Utiliza la espátula en este momento para garantizar que los lados de la tortilla no se adhieran a la sartén. A menudo, cada minuto o dos, voltea la sartén suavemente con el mango para asegurarte de que la tortilla esté bien libre y que el fondo no se pegue.

14. Mientras la superficie aún está un poco cocida, pero la base firme, mueve la sartén al horno. Cuando la parte superior esté horneada, hornea alrededor de 7–8 minutos.
15. Retira y pasa a un plato plano refrectario.
16. Cubre la parte superior y dale la vuelta con otro plato plano, dejando al descubierto una superficie marrón.
17. Sirve con ensalada al instante o reserva para consumir más tarde.

Capítulo 2: Batidos y Bebidas

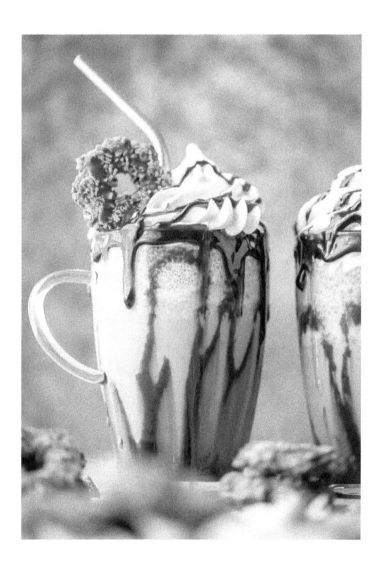

4. Coco Coffee Frappe

(Listo en unos 20 minutos | Para 2 personas | Dificultad: Fácil)

Por porción: Kcal 37, Grasas: 1 g, Carbohidratos netos: 6 g, Proteínas: 0.5 g

Ingredientes:

- ½ taza de leche de coco

- ¾ taza de café fuerte a temperatura ambiente

- ¼ de cucharadita de canela

- 2 cucharaditas de miel de maple

- 1 ¼ taza de hielo

Instrucciones:

1. Licua todos los ingredientes hasta que quede espumoso, luego vierte en dos vasos y decora con canela y sirve.

5. Rosa lima de hibisco

(Listo en unos 25 minutos | Para 6 personas | Dificultad: Fácil)

Por porción: Kcal 41, Grasas: 0 g, Carbohidratos netos: 11 g, Proteínas: 0 g

Ingredientes:

- ¼ de taza de sirope de arce

- 2 limones en jugo

- 8 tazas de agua

- 2 pizcas de jengibre recién rallado

- ½ taza de pétalos de rosa secos

- ⅓ taza de flores de hibisco secas

Instrucciones:

1. Coloca el agua a fuego medio-alto en una olla.
2. Cuando el agua se esté calentando, añade jarabe de arce y jengibre.
3. Cocina a fuego lento y reduce el fuego durante 15 minutos.
4. Combina el líquido con infusión de jengibre con las flores de hibisco y los pétalos de rosa. Cocina a fuego lento durante 5 minutos más. Para eliminar el jengibre rallado y las flores secas, pasa el agua a una jarra separada a través de un colador.
5. Agrega el jugo de la lima. Sirve frío o a temperatura ambiente.

6. Té helado con naranja y menta

(Listo en unos 15 minutos | Para 8 personas | Dificultad: Fácil)

Por ración: Kcal 18, Grasas: 0 g, Carbohidratos netos: 5 g, Proteínas: 0,5 g

Ingredientes:

- 4 bolsitas de té (negras)

- ½ galón de agua hirviendo

- 2 hojas grandes de ramitas de menta fresca

- 2 naranjas grandes en rodajas

Instrucciones:

1. Agrega las bolsitas de té al agua hirviendo y cocina hasta que tenga la concentración deseada. Coloca en la nevera durante unas tres horas, luego agrega las rodajas de menta y naranja y déjala infundir durante un tiempo o durante la noche. Sirve y disfruta.

Capítulo 3: Meriendas y Acompañamientos

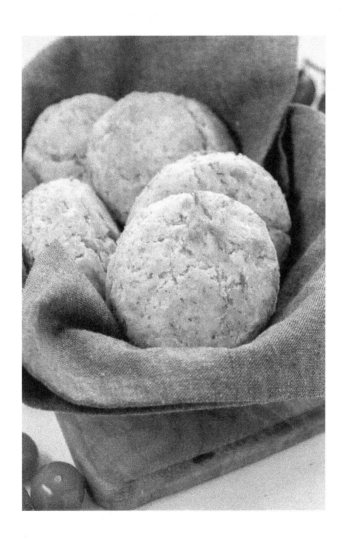

7. Galletas de hierbas caseras

(Listo en unos 15 minutos | Para 12 personas | Dificultad: Fácil)

Por porción: Kcal 109, Grasas: 4 g, Carbohidratos netos: 14 g, Proteínas: 3 g

Ingredientes:

- ¼ de taza de mayonesa

- 1 cucharadita de crema tártara

- 3 cucharadas de cebollín fresco

- 1 ¾ tazas de harina

- ½ cucharadita de bicarbonato de sodio

- Spray para cocinar

- 2/3 taza de leche descremada

- Arroz (1 taza)

Instrucciones:

1. Precalienta el horno a 400°F. Luego, rocía el aceite en aerosol sobre la bandeja para hornear.

2. Combina el arroz, la crema tártara y el bicarbonato de sodio en un tazón grande. Luego mezcla con un tenedor la mayonesa, para que la pasta parezca harina de maíz arenosa.

3. Combina la leche y las hierbas en un tazón pequeño y agrégalas a la mezcla de harina. Revuelve hasta que esté mezclado.

4. Coloca en la bandeja para hornear con una pila de cucharadas, durante diez minutos y ásalo.

5. Refrigera hasta que esté disponible para usar.

8. Maíz a la parrilla con hierbas bajas en sodio

(Listo en unos 15 minutos | Para 8 personas | Dificultad: Fácil)

Por porción: Kcal 74, Grasas: 2 g, Carbohidratos netos: 13 g, Proteínas: 3 g

Ingredientes:

- 1 cucharadita de tomillo seco

- 2 cucharadas de perejil fresco picado

- ½ taza de mantequilla sin sal

- 2 cucharadas de cebollín fresco picado

- ½ cucharadita de pimienta de cayena

- 8 mazorcas de maíz dulce descascarillado

Instrucciones:

1. Bate los primeros 5 ingredientes en un tazón hasta que se combinen. Unta una mezcla de 1 cucharada sobre cada maíz. De forma individual, cubre el maíz con papel aluminio denso.

2. Asa el maíz, rebozado, durante 10 a 15 minutos a fuego moderado o hasta que esté suave, rotando periódicamente. Para estimular la salida del vapor, abre la lámina con cuidado.

9. Crema de pepino para untar

(Listo en unos 10 minutos | Para 16 personas | Dificultad: Fácil)

Por porción: Kcal 54, Grasas: 5 g, Carbohidratos netos: 1 g, Proteínas: 1 g

Ingredientes:

- 1 pepino mediano

- 1 cucharadita de mayonesa

- 8 oz. de queso crema

- 1/8 cucharadita de colorante comestible verde

- 1 cucharadita de cebolla

- ¼ de cucharadita de sal

Instrucciones:

1. Extiende el queso crema para que se derrita.

2. Pela, quita las semillas y corta finamente y reserva el pepino. Pica la cebolla.

3. En un tazón, combina el queso crema, la sal, la cebolla, la mayonesa y el colorante verde comestible, y mezcla bien.

4. Incorpora el pepino a la mezcla hasta que quede bien mezclado.

10. Salsa de pepino y eneldo

(Listo en unos 5 minutos | Para 6 personas | Dificultad: Fácil)

Por porción: Kcal 34, Grasas: 2 g, Carbohidratos netos: 3 g, Proteínas: 1 g

Ingredientes:

- 1 cucharadita de jugo de limón

- ½ taza de crema agria reducida en grasa

- 1 pepino mediano

- 1 cucharadita de rábano picante preparado

- 1 cucharada de eneldo fresco

- 1 cucharada de cebolla roja

- 1 cucharadita de miel

Instrucciones:

1. Pela el pepino y córtalo en dados. Pica la hierba y la cebolla con eneldo.

2. Coloca el pepino en rodajas finas en el tazón y agrega jugo de limón a la mezcla. Solo déjalo a un lado.

3. En un tazón, combina la cebolla, el eneldo, el rábano picante, la crema agria y la miel. Combina el pepino en la mezcla de crema agria suavemente.

4. Para servir, guárdalo en el refrigerador hasta que esté listo.

11. Dip de verduras de la huerta

(Listo en aproximadamente 2 minutos | Para 20 personas | Dificultad: Fácil)

Por porción: Kcal 82, Grasas: 6 g, Carbohidratos netos: 4 g, Proteínas: 2 g

Ingredientes:

- ¼ de taza de rábano

- 8 oz. de queso crema

- ¼ de taza de cebolla verde

- ¼ taza de pimiento verde

- 2 pepinos medianos

- 4 zanahorias medianas

- 3 pimientos morrones medianos (verdes)

- 7 tallos de apio

- ¼ de cucharadita de sal

- 3 pimientos morrones medianos (rojos)

- ½ cucharadita de Mezcla de condimentos Mrs. Dash®

- 1 taza de crema agria

- 1 cucharada de azúcar

- ¼ de taza de pepino

Instrucciones:

1. Extiende el queso crema para ablandarlo.
2. Pica finamente el rábano, el pimiento verde, la cebolla verde y el pepino.
3. Corta el apio y las zanahorias en tiras. Corta los pimientos morrones en rodajas con los 2 pepinos sobrantes. En la bandeja de servir, coloca las verduras.
4. Coloca la crema agria, el queso crema, la cebolla verde, el rábano, el pimiento verde, el pepino, la sal, el azúcar y Mrs. Dash® en un tazón grande. Mezcla a velocidad baja con la licuadora durante aproximadamente 1 minuto, hasta que todo esté mezclado.
5. Ponlo en un tazón para servir.

12. Ensalada tropical

(Listo en unos 20 minutos | Para 6 personas | Dificultad: Fácil)

Por ración: Kcal 107, Grasas: 5 g, Carbohidratos netos: 14 g, Proteínas: 1 g

Ingredientes:

- 1 taza de repollo blanco rallado

- 2 cucharadas de aceite de girasol

- 1 pera mediana, rallada y firme

- 1 taza de col lombarda rallada

- 1 zanahoria mediana rallada

- 1 lima en jugo

- 1 mango mediano pelado y en rodajas

- 1 cucharadita de vinagre de arroz

Instrucciones:

1. En un plato grande para mezclar, agrega el repollo blanco y morado, las peras, el mango y las zanahorias.
2. Pon el jugo de lima, el aceite de girasol y el vinagre.
3. Mezcla muy bien.
4. Disfrútalo.

13. Huevos rellenos Tex-Mex

(Listo en unos 25 minutos | Para 4 personas | Dificultad: Fácil)

Por porción: Kcal 104, Grasas: 7 g, Carbohidratos netos: 2 g, Proteínas: 7 g

Ingredientes:

- 3 cucharadas crema agria

- 1 cucharada de cilantro picado grueso

- 2 cucharaditas de jugo de limón recién exprimido

- 1 cucharada de chile chipotle

- 1 cucharada de cebolletas verdes picadas

- 1 cucharadita de Salsa de adobo

- 4 huevos

Instrucciones:

1. En una cacerola moderada, pon los huevos y cúbralos con agua (1 pulgada justo por encima de los huevos).
2. Lleva las cosas a fuego lento.
3. Apaga el fuego, tapa la cacerola y déjala reposar unos 12 minutos. Escurre.
4. Durante 2 minutos, sumerge en agua fría.
5. Pela los huevos y pícalos a lo largo con un cuchillo fino.
6. En un bol, corta las yemas. Pon las claras en una bandeja con el lado dividido hacia arriba.
7. Con un tenedor, machaca las yemas en el bol.

8. Pon crema agria, jugo de limón, chipotle, cebollín, ají y salsa adobo al gusto.

9. Cuando esté bien mezclado, tritúralo con un tenedor.

10. Usa una cuchara de madera para machacar hasta que la mezcla de yemas se vuelva suave y esponjosa.

11. Rellena con cuidado la clara de huevo con la mezcla de yemas.

12. Agrega cilantro nuevo a la guarnición.

13. Sirva a temperatura ambiente.

Capítulo 4: Sopas

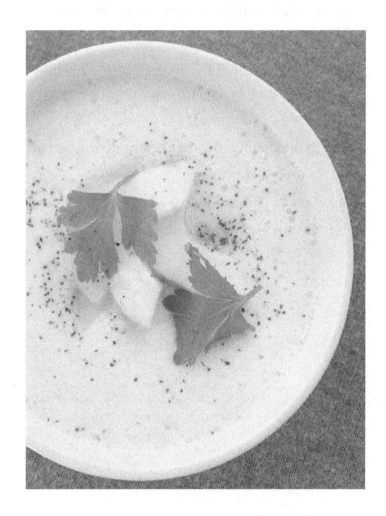

14. Sopa fresca de pepino

(Listo en unos 20 minutos | Para 5 personas | Dificultad: Fácil)

Por porción: Kcal 77, Grasas: 5 g, Carbohidratos netos: 5 g, Proteínas: 2 g

Ingredientes:

- 1/3 taza de cebolla blanca dulce

- ¼ de taza de menta fresca

- 2 pepinos medianos

- 1 cebolla verde

- 2 cucharadas de eneldo fresco

- 2 cucharadas de jugo de limón

- 1/3 taza de crema agria

- 2/3 taza de agua

- ½ taza de crema

- Eneldo fresco para decorar

- ½ cucharadita de pimienta negra

- ¼ de cucharadita de sal

Instrucciones:

1. Pela los pepinos y sembrarlos. Pica la menta y la cebolla, también el eneldo fino.
2. En una licuadora, pon todos los ingredientes y procesa hasta que quede cremoso.
3. Cubre y luego ponlo en el refrigerador hasta que esté frío.
4. Si es necesario, decora la sopa con ramitas de eneldo limpias.

15. Sopa de pera y chirivía

(Listo en aproximadamente 1 hora 30 minutos | Para 4 personas | Dificultad: Difícil)

Por porción: Kcal 244, Grasas: 10 g, Carbohidratos netos: 32 g, Proteínas: 3 g

Ingredientes:

- 1/8 cucharadita de pimienta negra en polvo

- 1 cucharada de aceite de oliva

- 2 tazas de chirivías peladas y picadas

- 1 pera grande pelada y picada

- 2 cucharadas de mantequilla, sin sal

- 1 tallo de apio picado

- ¾ cucharadita de nuez moscada en polvo

- 2 cucharaditas de hojas de romero picadas, divididas

- 1 puerro mediano en rodajas finas

- ½ taza de cebolla picada

- 3 tazas de caldo de verduras bajo en sodio

- ½ taza de leche de avena

- 1 cucharada de miel

- 1 hoja de laurel

- ¼ de cucharadita de sal marina

- 1 pera pequeña en rodajas

- 1 cucharadita de comino

Instrucciones:

1. Precalienta el horno a 425°F.
2. En un plato mediano, pon las chirivías. Añade aceite, sal (si se usa), nuez moscada y pimienta y cubre uniformemente con chirivías.
3. Asa unas chirivías en la sartén caliente durante 20 minutos. Aproximadamente 10 minutos más hasta que las chirivías se ablanden, incorpora las peras y termina de cocinar.
4. Derrite la mantequilla en una cacerola grande a fuego medio-bajo. Agrega los

puerros, las cebollas y el apio y cocina a fuego lento durante 6 minutos.

5. Añade peras, chirivías, laurel, miel, caldo de verduras y 1 cucharadita de romero. Tápalos y déjalos hervir. Déjala al descubierto durante 25 minutos y deja hervir.

6. Retira la hoja de laurel. Licua la sopa hasta que esté cremosa, en una batidora de mano, o en una batidora de inmersión. Añade la leche de avena y mezcla durante 30 segundos.

7. Sirve en cuencos cubiertos con 2 o 3 rodajas de pera, salpicado de comino molido, así como la cucharadita sobrante de romero picado.

Capítulo 5: Ensaladas y Aderezos

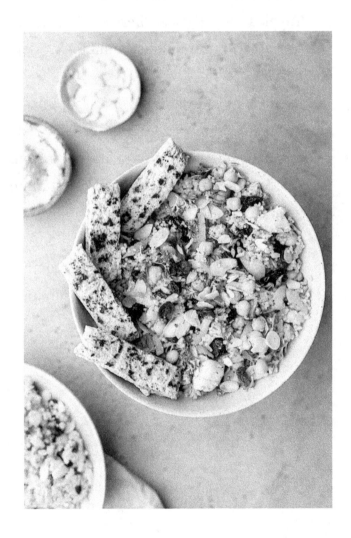

16. Ensalada Crujiente De Cuscús

(Listo en unos 10 minutos | Para 6 personas | Dificultad: Fácil)

Por porción: Kcal 121, Grasas: 6 g, Carbohidratos netos: 13 g, Proteínas: 3 g

Ingredientes:

- ¼ taza de perejil

- ½ taza de pimiento morrón

- ¼ taza de cebolla dulce

- 2 cucharadas de queso feta desmenuzado

- 1 pepino mediano

- 2 cucharadas de aceitunas negras

- ½ taza de cuscús crudo

- 2 cucharadas de aceite de oliva

- ¾ taza de agua

- 2 cucharadas de vinagre de arroz sin condimentar

- ¼ de cucharadita de pimienta negra

- 1 ½ cucharadita de albahaca seca

- ¼ de cucharadita de sal

Instrucciones:

1. Corta finamente los pepinos. Corta la cebolla, el pimiento morrón, el perejil y las aceitunas.

2. Lleva el agua a ebullición en una cacerola mediana y agrega un poco de cuscús, vuelve a hervir. Retira la sartén del horno, cúbrela y luego déjala reposar durante 5 minutos. Revuelve con un tenedor y deja enfriar las verduras antes de cocinarlas.

3. Para producir cuscús, incorpora el pimiento morrón, el pepino, la cebolla, las aceitunas y el perejil.

4. Para condimentar, agrega aceite de oliva, vinagre o vino, queso feta, albahaca, pimienta y sal. Acompaña la ensalada de cuscús.

5. Refrigera por un período de 1 hora. Sirve refrigerado.

17. Ensalada de pollo al curry con frutas

(Listo en unos 10 minutos | Para 8 personas | Dificultad: Fácil)

Por porción: Kcal 238, Grasas: 18 g, Carbohidratos netos: 5 g, Proteínas: 14 g

Ingredientes:

- ½ cucharadita de curry en polvo

- ¾ taza de mayonesa

- 1 tallo de apio

- 1/8 cucharadita de pimienta negra

- ½ taza de cebolla

- 1 manzana mediana

- ¼ taza de uvas rojas, sin semillas

- 4 pechugas de pollo deshuesadas, sin piel y cocidas

- ¼ taza de uvas verdes, sin semillas

- ½ taza de castañas de agua, enlatadas

Instrucciones:

1. En una ensaladera, agrega el pollo cortado en cubitos y la manzana picada, la cebolla, la castaña escurrida y el apio.
2. Combina estos ingredientes con los ingredientes restantes y mezcla.
3. Sirve de inmediato o frío.

18. Ensalada Waldorf de pavo

(Listo en unos 10 minutos | Para 6 personas | Dificultad: Fácil)

Por porción: Kcal 200, Grasas: 11 g, Carbohidratos netos: 6 g, Proteínas: 17 g

Ingredientes:

- 3 manzanas rojas, medianas

- 2 cucharadas de jugo de manzana

- 12 oz. de pechuga de pavo cocida sin sal

- ½ taza de cebolla

- 1 taza de apio

- ¼ de taza de mayonesa

Instrucciones:

1. En un tazón, combina la cebolla picada y las manzanas en cubitos, el pollo y el apio con el resto de los ingredientes y combina bien. Disfruta.

19. Aderezo de ensalada fácil de Dijon

(Listo en unos 3 minutos | Para 6 personas | Dificultad: Fácil)

Por porción: Kcal 94, Grasas: 10 g, Carbohidratos netos: 2 g, Proteínas: 0 g

Ingredientes:

- ¼ taza de aceite de oliva

- 1 cucharadita de Condimento de hierbas Mrs. Dash®

- 1/3 taza de vinagre de arroz sin condimentar

- 1 cucharada de azúcar morena

- 2 cucharadas de mostaza de Dijon

Instrucciones:

1. Combina todo junto y refrigera para enfriar, luego sirve.

20. Aderezo de cebolleta y miel

(Listo en aproximadamente 2 minutos | Para 5 personas | Dificultad: Fácil)

Por ración: Kcal 32, Grasas: 1 g, Carbohidratos netos: 6 g, Proteínas: 0 g

Ingredientes:

- ½ cucharadita de aceite de sésamo, oscuro

- 1 cucharadita de raíz de jengibre rallada fresca

- 1 cucharada de miel

- 2 ½ cucharadas de jugo de limón, fresco

- 1 cucharada de salsa de soja bajo en sodio

- 2 cucharadas de cebollín fresco picado

Instrucciones:

1. Agrega todos los ingredientes junto con el jengibre rallado y las cebolletas picadas. Usa este aderezo con ensalada.

21. Aderezo de miel y jengibre

(Listo en unos 3 minutos | Para 6 personas | Dificultad: Fácil)

Por porción: Kcal 105, Grasas: 9 g, Carbohidratos netos: 6 g, Proteínas: 0 g

Ingredientes:

- 1 cucharadita de mostaza de Dijon

- 2 cucharadas de vinagre de cidra

- 2 cucharadas de miel

- ¼ taza de EVOO

- 2 cucharaditas de pasta de jengibre

Instrucciones:

1. En un recipiente con tapa, agrega todo y agita bien. Úsalo con ensaladas.

22. Vinagreta de frambuesa favorita de Judy

(Listo en unos 5 minutos | Para 6 personas | Dificultad: Fácil)

Por porción: Kcal 110, Grasas: 9 g, Carbohidratos netos: 7 g, Proteínas: 0 g

Ingredientes:

- ¼ taza de aceite de canola

- 2 cucharadas de vinagre de frambuesa

- 2 cucharadas de frambuesas frescas

- ½ cucharadita de estragón fresco

- 2 cucharaditas de azúcar

- ¼ de cucharadita de sal kosher

- 2 cucharadas de conservas de frambuesa

- ¼ de taza de jugo de lima, fresco

Instrucciones:

1. En los primeros siete ingredientes, agrega las frambuesas y el estragón. Licua y consume con la ensalada.

23. Aderezo caribeño de lima

(Listo en unos 5 minutos | Para 5 personas | Dificultad: Fácil)

Por ración: Kcal 75, Grasas: 5 g, Carbohidratos netos: 7 g, Proteínas: 0 g

Ingredientes:

- 1/3 taza de mayonesa baja en grasa

- 3 gotas de salsa picante

- 2 cucharadas de conservas de piña

- 2 limones

Instrucciones:

1. Prepara la ralladura de una lima y exprime el jugo de ambas limas.
2. Agrega las conservas de piña y la mayonesa y mezcla.
3. Ponle la ralladura y agrega la salsa picante.

Capítulo 6: Pescados y Mariscos

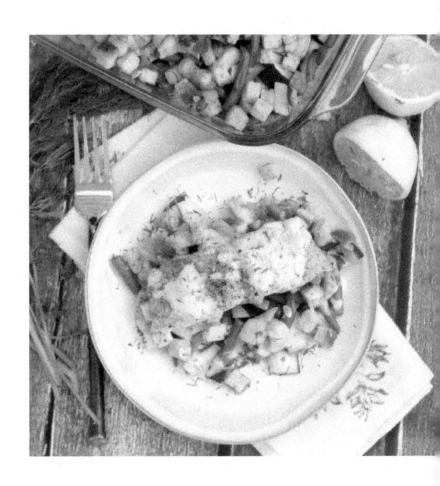

24. Salmón y Calabaza de Verano con Vinagreta de Eneldo

(Listo en unos 15 minutos | Para 4 personas | Dificultad: Fácil)

Por porción: Kcal 260, Grasas: 17 g, Carbohidratos netos: 1 g, Proteínas: 25 g

Ingredientes:

- 2 cucharadas de eneldo, fresco

- 2 cucharadas de vinagre de vino

- 1 cucharada de chalote

- 2 calabacines medianos

- 3 cucharadas de aceite de oliva

- ¼ de cucharadita de sal

- ½ cucharadita de pimienta negra

- 1 libra de filetes de salmón

Instrucciones:

1. Pica la chalota y el eneldo. Corta la calabaza en palitos delgados de ¼"x2"–½".

2. Combina el vinagre, el eneldo, la chalota, 2 cucharadas de aceite de oliva y ¼ de cucharadita de pimienta en el recipiente del aderezo para ensaladas.

3. Frota el filete de salmón con aceite y espolvorea con pimienta. Usa aceite en aerosol para cubrir la sartén antiadherente y calienta a fuego lento. Da vuelta y cocina de 3 a 5 minutos o hasta que esté completamente cocido; incorpora el filete de salmón, con el lado cortado hacia abajo, y cocina de 3 a 5 minutos.

4. Calienta 1 cucharada de aceite de oliva en una sartén diferente a fuego medio a alto. Agrega calabaza, sal y ¼ de cucharadita de pimienta al calabacín amarillo. Durante 3–4 minutos, sofríe hasta que la calabaza esté tierna y crujiente.

5. Quita el filete de salmón de la piel y divide el filete en 4 secciones. En una bandeja

para servir, coloca el salmón y la calabaza. Rocía y mezcla con la vinagreta.

25. Filetes de salmón con aderezo de hierbas

(Listo en unos 80 minutos | Para 6 personas | Dificultad: Difícil)

Por porción: Kcal 398, Grasas: 30 g, Carbohidratos netos: 3 g, Proteínas: 28 g

Ingredientes:

- 1 cucharada de cebollín fresco

- 3 cucharadas suero de la leche

- ¾ taza de mayonesa

- 10 granos de pimienta negra, enteros

- 2 limones

- 3 cucharadas de eneldo fresco, fresco

- 1 cebolla mediana

- 3 ramitas de perejil

- 2 libras de filetes de salmón

- 2 hojas de laurel

- ½ cucharadita sal

Instrucciones:

1. Corta un limón en 6 gajos, 1/2 cucharadita de ralladura de otra cáscara de limón. 5 cucharadas de extracto de limón. Corta la cebolla, el perejil y el eneldo.

2. Combina el suero de leche, la mayonesa, 2 cucharadas de hierba de eneldo, cebollín con ralladura de limón y 1 cucharada de jugo de limón en un tazón pequeño para aderezar. Cubre y deja reposar por un mínimo de una hora.

3. Mezcla 1 a 1/2 tazas de agua en una sartén de 12", con hojas de laurel, 4 cucharadas de jugo de limón, los granos de pimienta, la cebolla, el perejil y la sal restante. Lleva a ebullición; incorpora los filetes de salmón. Cocina de 8 a 12 minutos o cuando se desmenuce fácilmente con un tenedor.

4. Sirve los filetes de salmón con aderezo. Adorna con las sobras de eneldo y rodajas de limón.

26. Hamburguesas de salmón con salsa de pera

(Listo en unos 40 minutos | Para 5 personas | Dificultad: Media)

Por porción: Kcal 290, Grasas: 9 g, Carbohidratos netos: 24 g, Proteínas: 25 g

Ingredientes:

Para las hamburguesas:

- 1 cebolla pequeña finamente picada

- 2 (7.5 oz.) salmón enjuagado, escurrido y enlatado, escurrido

- 2 huevos medianos ligeramente batidos

- 1 tallo de apio finamente picado

- 2 cucharadas de perejil fresco picado

- 2 cucharaditas de mostaza de Dijon

- 1/8 cucharadita de pimienta negra

- 1 pizca de sal marina

- 1 ¼ tazas de pan rallado casero

- 1 limón, picado

- 3 cucharaditas de aceite de oliva dividido

Para la salsa:

- ½ taza de cebolla morada picada

- 1 tomate ciruela pequeño, sin semillas, pelado y picado

- 1 cucharada de jengibre fresco picado

- 1 cucharadita de mostaza en polvo

- 2 chiles jalapeños sin semillas y cortados en cubitos

- 2 cucharadas de jugo de lima

- 1 cucharadita de hojuelas de pimienta

- 1 peras Bosc grandes peladas y picadas

Instrucciones:

1. En un bol grande, mezcla el salmón enlatado, el perejil, la cebolla, el apio, el huevo de mostaza de Dijon y el pan rallado.
2. Sazona con pimienta y sal y licua hasta que esté bien mezclado.
3. Forma con la mezcla 5 hamburguesas de consistencia similar.
4. Calienta el aceite a fuego medio en una sartén.
5. Prepara las hamburguesas en grupos hasta que estén doradas y crujientes, alrededor de 3 a 4 minutos en cada lado. Escurre sobre toallas de tela.
6. En una taza para mezclar, mezcla el jengibre, las peras, las cebollas, los tomates, el jugo de lima, los jalapeños, las hojuelas de pimienta y la mostaza en polvo. Revuelve bien para mezclar.
7. Coloca la salsa en platos individuales con una cuchara encima o debajo de cada hamburguesa de salmón.
8. Con cada comida, ofrece una rodaja de limón.

27. Mejillones a la mediterránea

(Listo en unos 35 minutos | Para 4 personas | Dificultad: Fácil)

Por porción: Kcal 256, Grasas: 10 g, Carbohidratos netos: 9 g, Proteínas: 21 g

Ingredientes:

- 2 cucharadas de mantequilla sin sal

- 12 oz. de mejillones frescos, limpios, crudos y sin barba

- 1 cebolla pequeña finamente picada

- 2 dientes de ajo picados

- 2 tazas de vino blanco

- ¼ taza de perejil picado

Instrucciones:

1. Derrite la mantequilla a fuego medio en una sartén grande y profunda.

2. Agrega el ajo y la cebolla y cocina a fuego lento durante cinco minutos.

3. Cambia el fuego a medio durante dos minutos e incorpora el perejil, el vino y los mejillones.

4. Cubre y baja la llama para que hierva con una tapa. Cocina antes de abrir los mejillones.

5. En un bol grande, coma mejillones dentro de las conchas. Sobre los mejillones, vierte la salsa.

Capítulo 7: Aves y carne

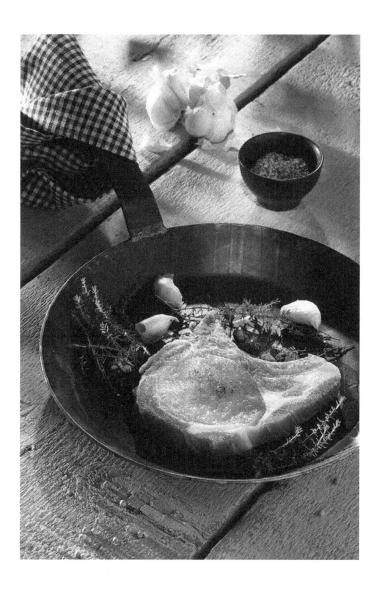

28. Stromboli de brócoli y pollo de Knock-Your-Socks-Off

(Listo en unos 20 minutos | Para 4 personas | Dificultad: Fácil)

Por porción: Kcal 522, Grasas: 17 g, Carbohidratos netos: 49 g, Proteínas: 38 g

Ingredientes:

- 1 cucharadita de hojuelas de pimienta trituradas

- 2 tazas de pechuga de pollo, cocida y cortada en cubitos

- 1 taza de queso mozzarella rallado bajo en sal

- 1 cucharada de ajo fresco picado

- 2 tazas de floretes de brócoli escaldados, frescos

- 1 libra de masa para pizza

- 2 cucharadas de aceite de oliva

- 1 cucharada de orégano fresco picado

- 2 cucharadas de harina

Instrucciones:

1. Precalienta el horno a 400°F.
2. En un plato grande, mezcla el orégano, el queso, el pollo, las hojuelas de pimienta, el ajo y el brócoli y déjalo a un lado.
3. Enharina una mesa y estira la masa hasta que alcance una forma rectangular de 11x14.
4. Coloca la mezcla de pollo a lo largo de su línea más larga, aproximadamente a 2" del borde de la masa.
5. Enrolla y pellizca los extremos y cose cuando estén asegurados (se puede usar un tenedor para para un sello hermético).
6. Utiliza aceite de oliva para cepillar la superficie y haz 3 incisiones estrechas en la superficie de la masa.
7. Hornea en una bandeja para hornear ligeramente engrasada durante 8–12 minutos por cada lado.

8. Retira, deja reposar de 3 a 5 minutos, luego corta en rodajas y sirve.

29. Deslizadores de hamburguesa de pavo bajos en sodio

(Listo en aproximadamente 6 horas | Para 8 personas | Dificultad: Difícil)

Por porción: Kcal 85, Grasas: 51 g, Carbohidratos netos: 35 g, Proteínas: 8 g

Ingredientes:

- 1 cucharadita de ajo en polvo

- ¼ de taza de cebolla blanca picada

- 1 cucharadita de albahaca en polvo

- ¼ taza de pimiento verde picado

- 1 cucharadita de romero

- ¼ taza de pimiento rojo picado

- 16 oz. de pavo picado

Instrucciones:

1. Mezcla el pavo picado, los pimientos verdes y rojos, la albahaca, la cebolla, el ajo y el romero en un tazón grande.

2. Forma ocho pequeñas hamburguesas y colócalas en el recipiente tapado. Para dar tiempo a que la carne absorba los sabores, colócala en el refrigerador durante cinco horas.

3. En una sartén grande, prepara las hamburguesas a fuego medio, girando solo una vez, a una temperatura interior de 180°F.

4. Colócalos con tus bollos favoritos y cómelos cuando estén preparadas las hamburguesas.

30. Caupíes para Año Nuevo - Receta para la dieta renal

(Listo en unos 60 minutos | Para 4 personas | Dificultad: Media)

Por porción: Kcal 230, Grasas: 10 g, Carbohidratos netos: 26 g, Proteínas: 5 g

Ingredientes:

- 12 oz. de caupíes congelados

- ¾ taza de cebolla blanca picada

- 2 tazas de caldo de pollo bajo en sodio

- 1 taza de agua

- ½ cucharadita de pimienta negra

- ¼ taza de vinagre blanco

- 2 rebanadas de tocino de cerdo bajo en sodio

Instrucciones:

1. Cocina 2 rebanadas de tocino. Horno holandés, hasta que estén crujientes, a fuego medio. Retira el tocino de la sartén para preparar las cebollas, manteniendo la grasa y los jugos de la carne en la sartén. Desmenuza y vuelve a poner el tocino.

2. Añade las cebollas en rodajas al líquido de cocción en la sartén; fríe hasta que esté transparente, alrededor de 4 minutos. Lleva el líquido a ebullición e incorpora el agua, el caldo, la pimienta negra y los guisantes. Baja el fuego y cocina durante 55 minutos o hasta que los caupíes estén blandos y el agua se evapore. Agrega vinagre que le dará a los caupíes un aspecto similar al de una salsa. Sirve en 4 platos. Si es necesario, sirve sobre arroz. Cubre con tocino desmenuzado.

31. Chili con Carne

(Listo en aproximadamente 2 horas 15 minutos |
Para 8 personas | Dificultad: Difícil)

Por porción: Kcal 190, Grasas: 10 g,
Carbohidratos netos: 4 g, Proteínas: 20 g

Ingredientes:

- 1.5 libras de carne magra picada

- 1 ½ tazas de agua

- 16 oz. de tomates cocidos enlatados,
  licuados y bajos en sodio

- ½ taza de cebollas picadas

- 1 cucharada de aceite

- 1–2 cucharadas chile en polvo

- 1 tallo de apio picado

- ½ taza de pimiento verde picado

Instrucciones:

1. Calienta una sartén grande a fuego medio. Hasta que esté suave y no se dore, agrega el aceite, el apio, la cebolla y la pimienta.
2. Agrega la carne picada y prepárala hasta que se dore, córtala en pequeños trozos.
3. Añade el tomate, el chile en polvo y el agua al procesador de alimentos. Mezcla bien.
4. Durante muchas horas, cocina a fuego lento.

32. Salteado de pollo oriental con panqueques de ensalada de col

(Listo en unos 15 minutos | Para 4 personas | Dificultad: Fácil)

Por porción: Kcal 183, Grasas: 6 g, Carbohidratos netos: 6 g, Proteínas: 23 g

Ingredientes:

- 1 taza de espárragos frescos

- 1 taza de champiñones frescos

- 1 taza de calabaza de verano

- 1 taza de judías verdes

- 1 diente de ajo

- 1 cucharadita de aceite de sésamo

- 1 libra de pechuga de pollo deshuesada y sin piel

- 1 cucharadita de jengibre molido

- 2 tazas de mezcla para ensalada de col

- 1 cucharada de fécula de maíz

- ½ cucharadita de pimienta blanca

- 4 huevos

- 1 cucharadita de salsa de soja baja en sodio

- ½ taza de agua

Instrucciones:

1. Corta en trozos de 1' la calabaza, espárragos y judías verdes. Corta los champiñones. Corta el ajo. Corta el pollo en trozos de 1'.
2. Con aceite de sésamo, rocía una sartén de 12" y cocina a fuego medio.
3. Coloca la mezcla de ensalada de col, la pimienta blanca, los huevos y la salsa de soja en una taza.
4. Vierte la masa de la sartén. Cocina, aproximadamente 4 minutos, tapado hasta que se asiente y se dore. Da la vuelta y cocinar, unos 2 minutos sin tapar. Mantén caliente.
5. Con aceite de cocina, rocía un wok grande y calienta a fuego moderado.

6. Sofríe durante unos 2 minutos, luego agrega la calabaza, los espárragos y las judías verdes. Pon los champiñones y cocina por los próximos 2 min.

7. Añade la carne, la mitad del ajo, la mitad del jengibre y la mitad del aceite de sésamo y sofríe unos 3 minutos hasta que el pollo esté listo.

8. Mezcla la fécula de maíz, el agua, el ajo restante, el jengibre y el aceite en una taza pequeña. Vierte sobre el sofrito y cocina a fuego lento hasta que la mezcla espese, revolviendo constantemente de 1 a 2 minutos.

9. Corta el panqueque en 6 porciones y vierte sobre cada gajo la mezcla de pollo.

33. Speedy Chicken Stir-Fry

(Listo en unos 15 minutos | Para 6 personas | Dificultad: Fácil)

Por porción: Kcal 279, Grasas: 6 g, Carbohidratos netos: 35 g, Proteínas: 17 g

Ingredientes:

- 3 cucharadas de miel

- 12 oz. de pechuga de pollo deshuesada y sin piel

- 1 ½ cucharadita de fécula de maíz

- 3 cucharadas de jugo de piña

- 1–1/2 cucharada de salsa de soja baja en sodio

- 3 tazas de arroz cocido caliente

- 3 cucharadas de vinagre

- 2 cucharadas de aceite de canola

- 3 tazas de vegetales mixtos congelados

Instrucciones:

1. Lava el pollo; sécalo. Corta en piezas de 1 pulgada; deja de lado.
2. Mezcla el jugo de piña, el vinagre, la miel, la fécula de maíz y la salsa de soja para producir la salsa; deja de lado.
3. En un wok, incorpora el aceite de canola. (Según sea necesario durante la cocción, agrega más aceite). Cocina sobre fuego medio.
4. Sofría 3 minutos de verduras congeladas o hasta que las verduras estén crujientes.
5. Saca las verduras de la sartén.
6. Agrega el pollo a la cacerola. Sofríe durante 3–4 minutos o hasta que el pollo ya no esté rosado. Saca el pollo del wok. Agrega la salsa; vuelve a agregar el pollo al centro de la sartén. Cocina y mezcla hasta que burbujee y espese.
7. Vuelve a colocar las verduras cocidas en la sartén. Para cubrir, revuelve los ingredientes juntos. Cocina y mezcla por 1 minuto más o hasta que esté caliente.
8. Sirva sobre arroz inmediatamente.

34. Salteado de ternera con albahaca picante

(Listo en aproximadamente 1 hora y 15 minutos | Para 6 personas | Dificultad: Media)

Por porción: Kcal 352, Grasas: 16 g, Carbohidratos netos: 26 g, Proteínas: 25 g

Ingredientes:

- ½ taza de hojas de albahaca fresca

- ½ taza de cebolla picada

- 1 ½ ajo picado

- 1 ½ lb. de solomillo de ternera o flanco de res

- ¼ de taza de jugo de limón verde fresco

- ¼ de cucharadita de hojuelas de pimienta

- 1 cucharada de salsa de soja, baja en sodio

- 1 ½ cucharada de aceite de maní

- 1 ½ taza de caldo de res, bajo en sodio

- 3 tazas de arroz cocido

- ½ taza de pimiento morrón cortado en cubitos

- 1 cucharada de fécula de maíz

Instrucciones:

1. Corta la carne en piezas del tamaño de un bocado.
2. Lava las hojas de albahaca, luego sécalas y córtalas en trozos grandes.
3. Mezcla la albahaca, 1/2 cucharada de aceite de maní y carne en un tazón si el tiempo lo permite, aproximadamente una hora o más, cúbrelo y enfríalo. De lo contrario, mezcla la carne y la albahaca.
4. Calienta un wok durante 3 minutos a fuego medio. Añade el aceite de maní sobrante y espárcelo alrededor del wok.
5. Agrega cebolla y ajo, mezclando varias veces. Cocina durante unos 5 minutos, hasta que la cebolla esté tierna.
6. Baja el nivel de fuego a un nivel alto y añade la mezcla de ternera y albahaca. Revuelve

fácilmente y añade hojuelas de pimiento rojo. Cocina hasta que la carne esté roja, alrededor de 5 minutos, según el tamaño de las piezas de carne.

7. Agrega el caldo de res, la fécula de maíz y el jugo de limón a la salsa de soja. Agrega la carne y cocina a fuego lento antes de que burbujee. Apaga el fuego, añade el pimiento crudo y sirve rápidamente sobre el arroz.

35. Costillas de cerdo al horno Bob's

(Listo en aproximadamente 6 horas 10 minutos | Para 6 personas | Dificultad: Difícil)

Por porción: Kcal 268, Grasas: 16 g, Carbohidratos netos: 7 g, Proteínas: 23 g

Ingredientes:

- 1 manzana roja mediana

- 1 cucharada de azúcar morena

- 3 libras de costillas de cerdo

- 1 cucharadita de condimento criollo

- 1/3 taza de salsa barbacoa, preparada

- 1 ½ cucharada de aceite de oliva

- ½ taza de agua

- 1 cebolla grande

Instrucciones:

1. Precalienta el horno a 225°F.

2. Corta la cebolla en rodajas de 1/2". Quita el corazón de la manzana y luego córtala en tiras de 1/2".

3. En una taza poco profunda, combina el azúcar moreno y el condimento criollo; deja de lado.

4. En la fuente para hornear de 9"x13", coloca las costillas.

5. Utiliza azúcar moreno y condimentos criollos, mezcla para frotar aceite de oliva en ambos lados de las costillas, luego repite.

6. Coloca rodajas de manzana y cebolla encima de las costillas.

7. Llena el recipiente con ½ taza de agua y cúbrelo firmemente con papel aluminio.

8. Hornea durante 6 horas, aproximadamente. Remueve el papel aluminio y agrega 1/3 de taza de salsa barbacoa y baña las costillas. Cocina sin tapar a 325°F durante unos 45 minutos adicionales más o menos antes de que la temperatura de las costillas supere los 185°F.

9. Retira del horno. Escurre el líquido lentamente, luego retira las manzanas y las cebollas.

10. Corta las costillas en partes individuales y sirve directamente, o enfríalas y guárdalas.

36. Pollo a la parrilla con miel y mostaza

(Listo en unos 25 minutos | Para 4 personas | Dificultad: Fácil)

Por porción: Kcal 282, Grasas: 18 g, Carbohidratos netos: 5 g, Proteínas: 25 g

Ingredientes:

- 1 libra de pechugas de pollo deshuesadas y sin piel

- 1 cucharadita de vinagre de cidra

- 1 cucharada de miel

- 2 cebollas verdes picadas

- 1 ½ cucharada de mostaza estilo deli

- 1/3 taza de mayonesa

Instrucciones:

1. Combina la mayonesa, la miel, la mostaza, el vinagre y las cebollas verdes en un tazón pequeño para producir una salsa. Para comer con aves cocidas, guarda 1/4 taza.

2. A fuego medio, asa 1 libra de pollo deshuesado y sin piel. Cepilla con la salsa, luego voltea varias veces hasta que el pollo termine de cocinarse.

3. Retira de la parrilla y come con la salsa reservada.

37. Anillos de pepino rellenos

(Listo en unos 20 minutos | Para 8 personas |
Dificultad: Fácil)

Por porción: Kcal 162, Grasas: 10 g,
Carbohidratos netos: 5 g, Proteínas: 13 g

Ingredientes:

- 1 cucharada de ajo en polvo

- 1 libra de carne de cerdo picada

- 1 huevo

- 2 cucharaditas de azúcar

- 2 pepinos

- 1 cucharadita de fécula de maíz

- 3 cucharadas de vino tinto

- 1 ½ cucharada de Mezcla de condimentos
  Pimienta Limón de Mrs.Dash®

- 1 cucharada de jengibre picado fresco

- 1 ½ cucharada de Mezcla para pollo a la parrilla de Mrs. Dash®

- ¼ de taza de agua

- 1 cucharadita de albahaca seca

- 1 cucharadita de perejil seco

Instrucciones:

1. Pela los pepinos y corta horizontalmente cada pepino en 4 trozos. Para vaciarlo en el medio, extrae las semillas del centro de cada pepino.
2. Mezcla la carne molida con la fécula de maíz, el huevo, el vino, el azúcar, el ajo en polvo, Mrs. Dash®, el jengibre, el perejil y la albahaca en una taza para mezclar.
3. Añade gradualmente 1/4 taza de agua a la mezcla de carne molida y mezcla bien antes de que el agua se haya evaporado.
4. Rellena el pepino molido con un relleno de carne picada. Coloca todas las piezas en una vaporera y cocina al vapor hasta que la carne esté lista, unos 15 minutos.

38. Pizza de Pita de Pollo BBQ

(Listo en unos 15 minutos | Para 2 personas | Dificultad: Fácil)

Por porción: Kcal 320, Grasas: 9 g, Carbohidratos netos: 34 g, Proteínas: 23 g

Ingredientes:

- 3 cucharadas de salsa barbacoa, baja en sodio

- 4 oz. de pollo cocinado

- ¼ de taza de cebolla morada

- 1/8 cucharadita de ajo en polvo

- 2 cucharadas de queso feta, desmenuzado

- 2 (6, ½") pan de pita

- Aceite en aerosol antiadherente

Instrucciones:

1. Precalienta el horno a 350°F.
2. Usa spray antiadherente para rociar la bandeja para hornear y pon 2 pitas en la bandeja.
3. Cubre cada pita con 1–1/2 cucharadas de salsa BBQ.
4. Esparce la cebolla y corta las pitas en rodajas.
5. Pollo en cubos y esparcir sobre pitas.
6. Mezcla el ajo en polvo y el queso feta sobre las pitas.
7. Cocina entre 11 y 13 minutos.

Capítulo 8: Vegetariano

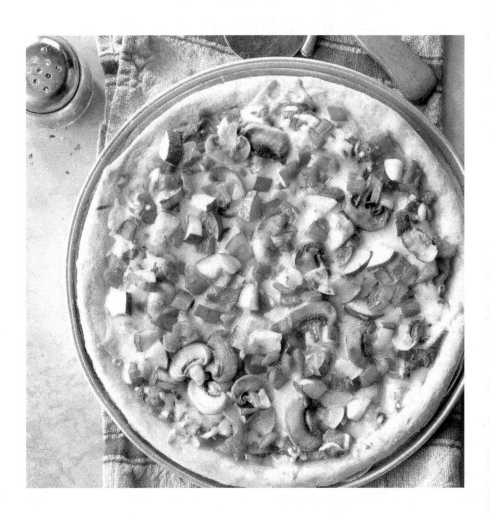

39. Pizza vegetariana

(Listo en unos 25 minutos | Para 8 personas | Dificultad: Fácil)

Por porción: Kcal 289, Grasas: 12 g, Carbohidratos netos: 35 g, Proteínas: 8 g

Ingredientes:

- ½ taza de queso mozzarella semidescremado rallado
- ½ taza de pimiento morrón
- ½ taza de trocitos de piña
- Masa para pizza (15 pulgadas)
- ½ taza de champiñones
- 2 cucharadas de Queso parmesano rallado
- 1 taza de salsa de tomate asado con pimiento rojo
- ½ taza de cebolla morada

Instrucciones:

1. Pica el pimiento morrón; corta la cebolla en rodajas.
2. Precalienta el horno a 425°F.
3. Formar 2 pizza planas de 12".
4. Unta cada pizza con 1/2 taza de salsa de tomate.
5. Agrega con champiñones, cebolla morada, piña y pimiento morrón.
6. Espolvorea la parte superior con mozzarella y queso parmesano.
7. Hornea hasta que esté burbujeante y dorada, entre 12 y 6 minutos.

40. Judías verdes rellenas

(Listo en unos 10 minutos | Para 4 personas | Dificultad: Fácil)

Por ración: Kcal 71, Grasas: 5 g, Carbohidratos netos: 4 g, Proteínas: 1 g

Ingredientes:

- 1 cucharadita de Salsa inglesa

- 5 cucharaditas de margarina sin sal

- 1 cucharada de migas de pan, sazonado

- 2 cucharaditas de mostaza

- ½ cucharadita de pimienta negra

- 2 tazas de ejotes congelados

Instrucciones:

1. Cocina las judías verdes como se indica en el recipiente.
2. Mezcla la mostaza, la pimienta, 2 cucharaditas de margarina derretida y salsa Worcestershire juntos para hacer una salsa. Calienta durante 30 segundos en el microondas.
3. Mezcla las judías verdes fritas picantes con la salsa.
4. Mezcla la margarina sobrante (derretida) con el pan rallado. Esparce sobre los frijoles y come.

41. Judías verdes gourmet

(Listo en unos 10 minutos | Para 4 personas |
Dificultad: Fácil)

Por ración: Kcal 67, Grasas: 3 g, Carbohidratos
netos: 4 g, Proteínas: 2 g

Ingredientes:

- ¼ de cucharadita de pimienta negra

- 10 oz. de judías verdes, congeladas

- 1 cucharadita de perejil seco

- ½ taza de pimiento morrón

- ¼ de taza de cebolla

- 1 cucharadita de eneldo, seco

- 4 cucharaditas de margarina

Instrucciones:

1. Cocina las judías verdes hasta que estén blandas en agua caliente. Escurre el agua.
2. Pica el pimiento morrón y la cebolla.
3. A fuego medio, pon la sartén, agrega la margarina, luego sofríe el pimiento morrón, la cebolla, el eneldo y el perejil.
4. En la sartén, agrega las judías verdes y cocina hasta que las judías estén calientes.
5. Mezcla y sirve con un poco de pimienta negra.

42. Judías verdes a la asada

(Listo en unos 25 minutos | Para 4 personas | Dificultad: Fácil)

Por ración: Kcal 70, Grasas: 5 g, Carbohidratos netos: 1 g, Proteínas: 2 g

Ingredientes:

- ¼ de cucharadita de pimienta negra

- 1 ½ cucharada de aceite de oliva

- 1 libra de judías verdes frescas

Instrucciones:

1. Precalienta el horno a 450°F.
2. Limpia las judías verdes y elimina el exceso.
3. Forra con papel aluminio una bandeja para hornear y extiende las judías sobre el papel aluminio.

4. Sobre las judías, vierte aceite de oliva y mezcla suavemente para integrarlos de manera uniforme.

5. Asa durante 10 minutos en el horno.

6. Saca la bandeja para hornear del horno y distribuye uniformemente las judías.

7. Regresa al horno y cocina por otros 10 minutos o hasta que las judías tengan algunas partes doradas.

8. Retira del horno, y sazona con pimienta.

43. Judías verdes con nabos

(Listo en unos 20 minutos | Para 8 personas | Dificultad: Fácil)

Por porción: Kcal 58, Grasas: 3 g, Carbohidratos netos: 4 g, Proteínas: 1 g

Ingredientes:

- 1 libra de judías verdes frescas

- 2 nabos medianos

- 2 dientes de ajo

- 1 cucharada de mantequilla sin sal

- ½ cucharadita de pimienta negra

- ¼ de cucharadita de sal

- ¼ de cucharadita de paprika

Instrucciones:

1. Quita los bordes de las judías verdes y corta en trozos de 1 ½". Retira la piel de los nabos y corta en dados de 8" cada uno. Pica los dientes de ajo.

2. Pon en una olla mediana con verduras y ajo. Tapa y deja hervir las 3 tazas de agua. Disminuye a fuego medio y cocina a fuego lento durante 15 minutos sin tapar.

3. Retira del fuego y escurre el agua del recipiente. Agrega la mantequilla, la sal y la pimienta. Para combinar los aromas con las verduras, revuelve suavemente. Sirve húmedo.

4. Retira y cubre con paprika para servir.

Capítulo 9:

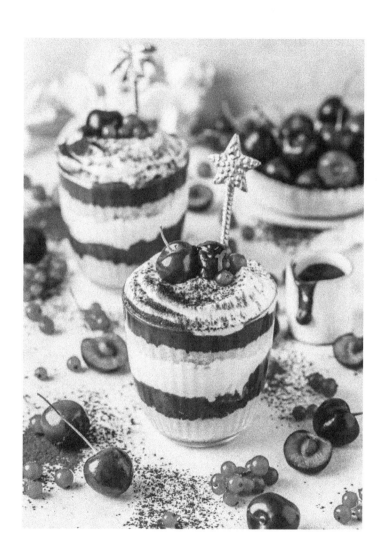

44. Pastel rojo, blanco y azul

(Listo en unos 35 minutos | Para 8 personas | Dificultad: Fácil)

Por porción: Kcal 237, Grasas: 9 g, Carbohidratos netos: 32 g, Proteínas: 4 g

Ingredientes:

- Corteza de galletas Graham de 9"

- ½ taza de frambuesa roja, baja en azúcar

- 1 ½ taza de frambuesas frescas

- 3 tazas de crema batida láctea Reddi-Wip®

- 8 oz. de queso crema batido bajo en grasa

- 1 taza de arándanos frescos

Instrucciones:

1. Bate el queso batido hasta que quede esponjoso con una batidora de inmersión a velocidad media para crear el relleno y conserva.
2. Mezcla la crema batida con la combinación de queso crema.
3. Coloca el relleno uniformemente sobre la corteza de la galleta.
4. Enfría en la nevera o congelador durante 30 minutos como mínimo.
5. Coloca los arándanos en todo el borde exterior del pastel antes de servir. Coloca las frambuesas en capas a lo largo del borde interior del pastel.
6. Completa la decoración en el medio con una cucharada de crema batida y por encima con una fresa o frambuesa.

45. Delicia de frutas congeladas

(Listo en aproximadamente 3 horas | Para 10 personas | Dificultad: Difícil)

Por ración: Kcal 133, Grasas: 5 g, Carbohidratos netos: 20 g, Proteínas: 1 g

Ingredientes:

- 1 taza de fresas en rodajas

- 8 oz. de piña enlatada triturada

- 1 cucharada de jugo de limón

- 1/3 taza de cerezas marrasquino

- 8 oz. crema agria, reducida en grasa

- 3 tazas de crema batida láctea Reddi-Wip®

- ½ taza de azúcar

- 1/8 cucharadita de sal

Instrucciones:

1. Escurre la piña y pica las cerezas.

2. En una taza mediana, pon todos los ingredientes, excepto la crema batida, y mezcla hasta que esté combinado. Incorpora la crema batida.

3. Luego, coloca la mezcla en un bol de plástico, luego congela durante 3 horas hasta que se endurezca.

46. Sorbete de frutas rápido

(Listo en unos 5 minutos | Para 8 personas | Dificultad: Fácil)

Por ración: Kcal 71, Grasas: 0 g, Carbohidratos netos: 14 g, Proteínas: 0 g

Ingredientes:

- 1 taza de frambuesas congeladas sin azúcar

- 4 ciruelas sin hueso

- 20 oz. de piña triturada congelada, enlatada en jugo

Instrucciones:

1. Descongela lo suficiente la piña para sacarla de la lata.
2. Pon toda la fruta en el procesador de alimentos para hacer puré y refinarla.
3. Sirve instantáneamente o enfríala en un recipiente de 8"x8".

47. Sorbete de fresa

(Listo en aproximadamente 2 minutos | Para 4 personas | Dificultad: Fácil)

Por porción: Kcal 22, Grasas: 0 g, Carbohidratos netos: 3 g, Proteínas: 0 g

Ingredientes:

- 1 ¼ taza de hielo

- 1 taza de fresas frescas o congeladas

- ¼ de taza de agua

- 1 cucharada de jugo de limón

Instrucciones:

1. Licua todos los ingredientes en la licuadora y sirve.

48. Sándwiches de helado tropical

(Listo en aproximadamente 8 horas | Para 15 personas | Dificultad: Difícil)

Por porción: Kcal 139, Grasas: 1 g, Carbohidratos netos: 17 g, Proteínas: 10 g

Ingredientes:

- 8 paquetes de edulcorante sin calorías Splenda®

- 1 paquete de gelatina Knox® sin sabor

- 1 taza de crema batida láctea Reddi-Wip®

- 15 oz. piña triturada enlatada en jugo

- 1 ½ tazas de proteína en polvo Procel®

- 30 cuadrados de galleta graham

Instrucciones:

1. Cubre un molde para hornear de 13"x9x½" con una envoltura de plástico que ayude a que ambos lados del molde cuelguen al menos 10".

2. Coloca y reserva 15 trozos de galleta Graham en la sartén.

3. Escurre la piña y reserva 1/2 taza de jugo de piña.

4. Mezcla la piña triturada, Splenda® y Procel® en un bol grande para mezclar.

5. Añade la crema batida, luego déjala a un lado. Hierve ½ taza de jugo de piña en una cacerola poco profunda.

6. Agrega 1 paquete de gelatina Knox® que no tenga sabor. Retira del fuego y mezcla hasta que se disuelva. En las galletas Graham, agrega la mezcla por igual.

7. Coloca una envoltura de plástico sobre la corteza de galletas Graham desde los bordes de la sartén.

8. Cubre con papel aluminio y sella herméticamente. Congela durante la noche o por un período de 6 horas. Corta en 15 trozos de 2–1/2"x2–1/2. Sirve después de frío.

49. Helado de sandía

(Listo en aproximadamente 3 horas | Para 4 personas | Dificultad: Media)

Por porción: Kcal 99, Grasas: 1 g, Carbohidratos netos: 20 g, Proteínas: 1 g

Ingredientes:

- 3 tazas de sandía en cubos

- 2 plátanos medianos congelados

- 1 pizca de sal marina

- ¼ de cucharadita de extracto de vainilla

- 2/3 taza de leche de coco

- 1 cucharada de miel

Instrucciones:

1. En una batidora, mezcla todos los ingredientes y colóquelos en recipientes con cubos de hielo.
2. Llévalos a enfriar por 3 horas o hasta que estén congelados.
3. Lleva la mezcla al procesador.
4. Procesa hasta lograr una textura suave.
5. Coloca la mezcla en un frasco y llévala al congelador para que se endurezca durante aproximadamente 25 minutos o hasta conseguir la textura deseada.
6. Sírvelo como un helado con los aderezos necesarios.

50. Tarta de moras de finales de verano

(Listo en aproximadamente 1 hora 25 minutos | Para 6 personas | Dificultad: Media)

Por porción: Kcal 236, Grasas: 14 g, Carbohidratos netos: 22 g, Proteínas: 3 g

Ingredientes:

- 2/3 taza de ciruela en rodajas

- 1 taza de harina sin blanquear

- 1 pizca de sal marina

- 2 cucharadas de azúcar regular

- 1 huevo

- 7 cucharadas de mantequilla fría

- 3 cucharadas de agua fría

- 2/3 taza de moras

Instrucciones:

1. Precalienta el horno a 375°F.

2. Mezcla 1 cucharada de azúcar en un plato con moras y rodajas de ciruela. Déjalo a un lado.

3. En otro plato para mezclar, añade la harina, la sal y el azúcar restantes. Bate para mezclar.

4. Usa los dedos para cortar la mantequilla hasta sea granulada como pequeños guisantes.

5. Antes de mezclar, añade agua helada, 1 cucharada de una sola vez. No querrás una masa húmeda desordenada; solo usa lo suficiente para mantener la masa intacta.

6. Deja la masa reposar durante 20 minutos.

7. Extiende la masa en papel pergamino colocado sobre una fuente para hornear. El resultado sería un borde rústico y áspero.

8. En el medio, organiza la fruta de forma atractiva.

9. Junta los lados, asegurándolos presionando la masa.

10. Con 1 cucharada de agua, bate el huevo.

11. Cepilla el huevo batido sobre la masa de tarta. Espolvorea si es necesario con azúcar adicional.

12. Hornea hasta que esté completamente dorado y crujiente, alrededor de 30 a 35 minutos.

13. Sírvelo tibio.

Conclusión

El enfoque principal de esta dieta es proporcionar recetas que no solo sean fáciles de preparar, sino también una fuente para aquellos que necesitan un cuidado adicional de sus funciones renales. Cuando cambias a hábitos alimenticios beneficiosos, puedes experimentar cómo mejoran tus actividades renales y, además, todo tu cuerpo mejora.

CPSIA information can be obtained
at www.ICGtesting.com
Printed in the USA
BVHW090547090621
609011BV00011B/2373